# MÉMOIRE

## SUR LE TRAITEMENT

## DE L'INFLAMMATION

## DU CERVEAU.

A PARIS, DE L'IMPRIMERIE D'AUGUSTE BOBÉE,

RUE DE LA TABLETTERIE, N° 9.

# MÉMOIRE

SUR LE TRAITEMENT

## DE L'INFLAMMATION

## DU CERVEAU

ET DE SES ANNEXES, CHEZ LES ENFANS.

PAR M. BALLIEU,

Docteur en Médecine de la Faculté de Paris.

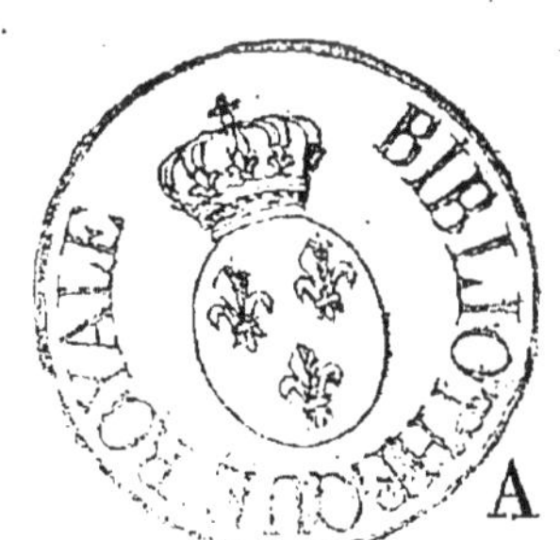

A PARIS,

CHEZ BECHET JEUNE, LIBRAIRE,

PLACE DE L'ÉCOLE DE MÉDECINE, N.º 4.

1825.

# MÉMOIRE

SUR LE TRAITEMENT

DE L'INFLAMMATION DU CERVEAU

ET

DE SES ANNEXES, CHEZ LES ENFANS.

---

Mon intention, en rédigeant ce Mémoire, n'est point de donner une monographie complète sur les inflammations du cerveau et de ses membranes; je n'ai d'autre but que de mettre au jour quelques considérations sur le traitement d'une maladie très fréquente et souvent funeste. Ma pratique m'ayant fourni l'occasion d'observer un assez grand nombre de ces affections, j'ai cru qu'il pouvait être utile de publier les moyens que j'ai employés pour les combattre avec succès.

J'ai mis toute mon attention à l'observation des faits que je rapporte, comme je mets la bonne foi la plus scrupuleuse dans tout ce que j'avance. Ce sont là les seules obligations qu'on puisse imposer à celui qui donne son témoignage; ce sont les seules dont il soit responsable, et, pour peu qu'il réfléchisse, il doit sentir que s'il ne s'y était pas rigoureusement conformé, il se serait en vain donné la peine d'avancer des propositions mal fondées, que l'expérience viendrait aussitôt démentir. Je ne saurais comprendre comment, sans avoir des observations assez nombreuses, on publie des vues qui, dès lors, ne peuvent être que des conjectures. On devine mal en médecine; sans le soutien des faits, tout y est vain ou nuisible; mais l'honneur ou le malheur de nuire par ses opinions n'appartient pas à tout le monde.

J'adopterai la dénomination d'*Encéphalite*, pour tous les cas, sans considérer la part qu'y prennent respectivement les différentes parties de l'encéphale.

J'exposerai d'abord les signes qui peuvent servir à caractériser dans l'enfance, et surtout au début, les phlegmasies de l'encéphale et de ses membranes.

Je parlerai ensuite du traitement que j'ai employé. J'ose engager mes confrères à vérifier, par l'expérience, si les avantages que j'ai obtenus doivent être attribués aux différences que j'indique dans le traitement. J'ai lieu de croire que je ne me suis pas trompé, mais il est si difficile, en médecine, d'acquérir le moindre degré de certitude, qu'on ne saurait rechercher avec trop de soin tout ce qui est capable de nous éclairer. Je me permettrai donc d'appeler particulièrement l'attention des praticiens sur les modifications que j'ai apportées à la méthode de traitement le plus généralement employée.

Une des principales consiste dans le lieu d'élection pour l'application des sangsues. Je rapporterai plusieurs observations dans lesquelles on verra que les sangsues appliquées le plus près possible du siège de la maladie, au lieu de produire du soulagement, ont, au contraire, développé des symptômes extrêmement graves, qu'on ne pouvait attribuer à d'autres causes; tandis que je prouverai par d'autres observations, que l'application des sangsues dans un endroit éloigné de l'organe malade, non seulement a été sans inconvéniens, mais encore qu'il a presque constamment réussi.

Je ne me suis pas étendu sur les altérations pathologiques; je ne suis pas non plus entré

dans une foule de développemens sur le traitement , les complications, etc.; je serais sorti des
bornes étroites que je me suis imposées. Je n'ai
cherché à déterminer ni la valeur de chaque
symptôme, ni la partie affectée à laquelle on
peut le rapporter, ni le degré de désordre qu'il
annonce. On voit assez, par les effets extérieurs,
quels sont les nerfs spécialement affectés, ceux
de la vue, de l'ouie, de la sensibilité , etc. S'ils
sont irrités on le reconnait ; lorsqu'au contraire
ils sont engourdis, on ignore si cet effet est dû
à la compression exercée par un épanchement ou
par une congestion sanguine. Cette seule considération démontre combien serait superflu, et
sans but utile, l'examen minutieux d'une foule
de nuances.

Les autres variétés de symptômes, sans annoncer différens degrés dans l'inflammation,
font tout au plus reconnaître, et encore avec
confusion , des changemens dans les points actuellement plus ou moins affectés, ce qui peut
dépendre de l'organisation particulière de l'encéphale, et des rapports que les parties de cet
organe ont entr'elles.

Ainsi, quand on parviendrait à une évaluation exacte de tous ces détails, il en résulterait sans doute des connaissances curieuses pour la science, et qui, peut-être, seraient utiles un jour; mais elles ne feraient rien changer aujourd'hui dans le traitement, surtout au début de la maladie. C'est à ce premier temps que se rapporte le traitement dont il est question dans ce Mémoire; plus tard, il ne reste qu'une faible espérance d'un heureux succès.

Ce début, dans le premier âge (j'entends dans la première année de la vie, et quelques mois au-delà), est marqué par un sommeil plus prolongé qu'à l'ordinaire, mais interrompu par des cris. Ni le sommeil ni le réveil ne sont francs; l'un tient de l'autre. Le pouls est fréquent, la soif quelquefois ardente. Bientôt l'assoupissement devient plus profond; quelquefois le pouls est alors déjà ralenti; des mouvemens convulsifs se manifestent dans les paupières, la bouche, et dans les membres thoraciques, quoique faiblement; la tête est brûlante, l'enfant refuse le sein; il éprouve des vomissemens; quelquefois il pousse des cris aigus, comme si une douleur vive, mais momentanée, les lui arrachait, car il retombe aussitôt dans l'assoupissement; les mouvemens de la respiration sont toujours troublés; souvent les urines cessent de couler; il y a constipation ; viennent enfin des alternatives de froid et de chaud, d'une vive coloration au visage, et d'une pâleur cadavéreuse.

Les derniers symptômes sont communs à un âge plus avancé. Le début, à cet âge, doit avoir des caractères qui tiennent à ses habitudes et au développement plus parfait de l'organisation. Les enfans sont alors moroses, fuient le jeu, témoignent du malaise, refusent les alimens, et deviennent insensibles à tout ce qui les intéressait auparavant ; leur sommeil est agité, ils éprouvent des maux de tête, des vomissemens. En les observant de près, on remarque dans leurs yeux un air particulier, difficile à décrire, qui tient de la stupeur. Comme ils savent déjà exprimer leurs idées, le désordre mental est sensible à cet âge.

Parmi les signes qui se rapportent au prognostic, ceux que j'ai remarqués comme les plus funestes, sont un cri aigu, brusque, sifflé ; la contraction des muscles qui portent la tête en arrière, et qui fléchissent les cuisses sur le tronc, les jambes sur les cuisses, en sorte que l'enfant présente la figure d'un arc.

Ces signes fournissent bien quelques données plus précises sur la partie principalement affectée ; mais, je le répète, ces lumières sont ici d'un faible intérêt.

S'il n'est pas nécessaire de connaître avec précision le siège de l'inflammation, il n'en est pas de même de l'organe où elle a débuté. Est-elle primitive? Est-elle sympathique? Cette question a certainement de l'importance par rapport au traitement, et cependant cette importance se réduit presqu'à rien au début de la maladie, si l'on considère que, le plus souvent, lorsque les médecins sont appelés pour donner leurs soins, l'inflammation du cerveau, déjà établie, devient le premier objet de leur attention et détermine les moyens qu'ils emploient. Aussi les voit-on toujours débuter par l'application des sangsues à la tête. Est-il d'ailleurs si facile de reconnaître l'origine du mal dans la plupart des cas, et cette origine est-elle, aussi souvent qu'on le prétend, une gastro-entérite? Les vomisse-mens suffisent-ils pour indiquer le point de départ de la maladie? N'en sont-ils pas plutôt un effet? Supposent-ils toujours l'irritation de l'estomac? Que de personnes en état de santé vomissent par la présence de l'huile dans ce viscère! Est-il irrité dans ce cas? L'eau tiède l'irrite-t-il? Elle le distend, dit-on; point du tout, quand elle est en petite quantité; et cependant alors elle provoque souvent des nausées. Est-ce la chaleur qui, ajoutée à l'irritation déjà existante, la porte au degré qui fait vomir? Encore moins; car, dans ce cas, de l'eau plus chaude ne détermine pas cet effet, et pourtant elle est plus stimulante. Un dégoût, les efforts de la vue, certains effets de lumière provoquent souvent le vomissement. Certes, ce n'est pas par suite d'irritation de la muqueuse de l'estomac, ce n'est pas par un plus grand afflux de sang dans cette membrane. Quand bien même les symptômes de l'inflammation cérébrale coexisteraient avec une irritation de la muqueuse intestinale, il serait bien difficile de savoir laquelle a produit l'autre.

J'ai dit qu'un des points les plus essentiels du traitement, et peut-être le plus important par lui-même et par son influence sur les autres moyens curatifs, est de déterminer si c'est vers la tête, ou dans toute autre partie, que les sangsues doivent être appliquées : c'est, dit-on, le plus près possible du siége de l'inflammation, et c'est aussi ce que l'on pratique journellement.

Le point que je considère comme le second, par son importance, est l'emploi des vésicatoires et le choix du moment de leur application.

Du concours de ces deux moyens, et de leur à-propos, dépend très-souvent la guérison.

Je demande que l'on ne me fasse que des objections fondées, ainsi que le sont mes assertions, sur des faits observés avec une attention scrupuleuse et sans aucune prévention. Je possède un assez grand nombre d'observations ; j'ai choisi, parmi les plus décisives, celles qui ne me permettent plus de douter ; il n'était pas nécessaire de les rapporter toutes. Les résultats de la méthode que j'ai suivie le justifient à mes yeux ; je vais cependant y ajouter quelques réflexions.

J'ai toujours pensé que l'irritation produite à l'une des extrémités des nerfs par le long *mordillement* qu'exercent les sangsues, doit se propager à l'autre extrémité ; c'est ainsi que l'excitation des canaux secréteurs se transmet par continuité de tissu jusqu'aux glandes où ils vont aboutir.

Cette propagation a peut-être d'autant plus de force, que les deux extrémités entre lesquelles elle se fait sont plus rapprochées ; mais elle ne s'opère pas moins à des distances éloignées ; témoin le tétanos, occasioné si fréquemment chez les nègres par des épines enfoncées dans les pieds. Tout, dans ce violent désordre, semble dériver de l'affection de la moelle vertébrale avec laquelle le nerf piqué est étroitement lié à son autre extrémité.

Or, si on applique des sangsues à la face ou dans les environs, qui sont animés par les nerfs de la base du crâne, l'irritation qu'elles produisentira augmenter d'autant celle que l'on cherche à combattre ; car il est hors de doute que ces nerfs ont des rapports très-intimes avec le siége de l'inflammation.

M. Magendie a reconnu que plusieurs nerfs de la base du crâne sont dépourvus de sensibilité ; que d'autres en ont peu, mais que la cinquième paire est dans une condition contraire, et qu'en outre elle donne la sensibilité aux autres ou l'augmente.

Je voulais rapporter ici quelques remarques que j'ai faites sur cette propagation dans les nerfs de la tête ; mais je me borne à citer un seul fait que je choisis parmi d'autres, parce que je ne suis pas le seul qui en ait connaissance ; je l'ai observé conjointement avec le docteur Frappaz.

Un enfant de huit ans (marché Saint-Honoré, n° 34.) atteint d'une fluxion érysipélateuse à la joue gauche, au plus fort de ses douleurs, éprouva dans le bras du même côté de fréquentes contractions convulsives; le délire survint pendant la nuit.

Ces contractions viennent de ce qu'à l'intérieur c'est le côté opposé qui est affecté dans l'encéphale, et c'est aussi au côté opposé que se rapportent les nerfs qui ont éprouvé l'impression douloureuse à leur autre extrémité; l'irritation s'est donc transmise, le long des nerfs, de l'extérieur à l'intérieur.

Ne voit-on pas une nouvelle preuve de cette propagation de l'irritation qui se fait de l'extrémité des nerfs vers l'encéphale, dans la coincidence fréquente de ces terribles maladies avec le travail de l'éruption des dents?

Cette propagation n'est-elle pas plus à craindre dans le premier âge que dans un âge plus avancé? Je ne prétends pas dire que, par leur nature, les nerfs de la tête soient alors plus sensibles ni plus excitables; mais n'est-il pas certain qu'à cette époque l'excitation continuelle de l'encéphale et de ses annexes est plus vive; tout ne l'annonce-t-il point? Les rameaux vasculaires, ainsi que le système capillaire, sont proportionnellement plus considérables à cet âge, et la fréquence des inflammations le fait d'ailleurs assez connaître.

On m'objectera qu'il arrive quelquefois, malgré le *mordillement* dont je parle, que la maladie cède enfin; mais, lorsque cette pratique est suivie de succès, il n'est pas, pour cela, certain qu'elle n'ait été nuisible dans un de ses effet s. Il y a eu soustraction de sang, c'est un bien; mais un surcroit d'irritation a été imprimé, c'est un mal. Le bien peut être moindre que le mal, et alors le remède a été nuisible; il peut lui équivaloir, alors le remède est nul, si toutefois on compte pour rien une perte de sang gratuite; enfin, le bien peut surpasser le mal; dans ce cas c'est un avantage, il est vrai, mais diminué de tout le bien consumé à contrebalancer le mal : c'est-à-dire que tout le sang soustrait, pour équivaloir en bien, au mal qui résulte de l'irritation sur-ajoutée, n'a rien retranché de la maladie. Si les sangsues avaient été appliquées ailleurs, le bien n'aurait pas éprouvé de perte. On croit communément que la déplétion des capillaires est avantageuse quand elle a lieu près du siége de l'inflammation; cela serait-il bien vrai pour les cas dont il s'agit? Je rapporterai des faits qui déposent directement contre cet avantage présumé. Ces faits annoncent au contraire que, par ces moyens, les congestions ont été accrues. Je me dispense d'entrer dans des considérations sur la disposition des vaisseaux sanguins, sur les sympathies, etc.

Les succès qui ont suivi les applications de sangsues vers la tête sont encore concevables, malgré l'accroissement d'irritation qui en résulte, dans un malade dont le système nerveux est peu excitable, ou bien lorsque l'irritation de l'encéphale est faible et passagère comme dans certaines convulsions des enfans. Cependant on verra que, même dans ces derniers cas, l'autre méthode est beaucoup plus sûre. Il serait possible aussi que le siége de l'inflammation eût moins de rapports avec l'extrémité intérieure des nerfs; mais tout est encore si obscur sur cette partie de l'anatomie pathologique, que l'on ne peut que dire comment des choses qui sont peuvent arriver, et non pas comment elles arrivent.

Je recommande toujours de laisser couler le sang long-temps; je préfère un moindre nombre de sangsues, et plus de durée dans l'écoulement. J'ai dit plus haut qu'il ne faut pas perdre du sang gratuitement; cependant l'inflammation de l'encéphale est celle où cet inconvénient est le moins à craindre. En effet, lorsque les saignées ont de mauvaises suites, c'est, le plus souvent, parce que le cerveau perd son *stimulus*; l'inflammation de cet organe ou de ses méninges ne permet pas de concevoir cette crainte; peut-être même que plus de hardiesse à saigner abondamment dans ces affections, donnerait des résultats plus satisfaisans; mais il faudrait toujours éviter d'accroître l'inflammation du *stimulus* que lui transmet l'irritation des nerfs qui ont les rapports les plus intimes avec le lieu où elle siége.

J'ai dit que le second point du traitement roule, suivant moi, sur l'emploi des vésicatoires. Convient-il de les appliquer? dans quel lieu, et à quel moment?

Je sais qu'aujourd'hui beaucoup de médecins redoutent l'emploi de ce moyen; ils pensent que l'irritation qu'il produit est susceptible de s'ajouter à celle qui constitue la maladie; mais sur quoi se fondent-ils? Ce n'est assurément ni sur l'observation directe des faits, ni sur une analogie bien approfondie. On a vu des brûlures considérables produire une réaction violente sur la muqueuse gastro-entérite, et, par suite, sur l'encéphale; il en est quelquefois résulté la mort. Peut-on raisonnablement assimiler l'action du vésicatoire à la violente douleur et aux désordres produits par la brûlure? Je ne pousse pas plus loin mes réflexions; ceux qui douteraient pourront facilement s'assurer du fait ; il ne s'agit que de se brûler le bout du doigt. Il serait heureux que tous nos doutes fussent aussi faciles à éclaircir.

Quand la réaction des rubéfians modérés a lieu sur les organes internes, c'est rarement sur l'encéphale, même lorsqu'il est irrité ou enflammé. En effet, combien de fois ne voit-on pas de violentes céphalalgies, le délire même, dissipés par de larges synapismes aux pieds ? Et pourtant, les synapismes poussés jusqu'à produire des cloches, sont, parmi les dérivatifs, ceux qui ont le plus d'analogie avec la brûlure, par la douleur persistante qu'ils causent. L'enfant de M. Foix, dont je parlerai plus loin, fut deux fois atteint d'inflammation du cerveau. Dans le premier traitement, qui eut lieu cinq ans avant le second, des synapismes sur le coude-pied, qui furent même suivis de cloches, dissipèrent les symptômes ; notons que ces synapismes n'avaient pas été précédés de saignées. De semblables faits sont nombreux dans la pratique.

J'appuierai mon opinion sur une grande autorité, M. Broussais (*Traité des phlegmasies chroniques*, page 436, troisième édition).

« *Zemetrop*, âgé de 22 ans, cheveux châtains,

» teint coloré, peau blanche, structure assez
» robuste, entra dans une des salles dont je fai-
» sais la visite à Xérès, en Andalousie, le 16 oc-
» tobre 1811, éprouvant depuis six jours des
» étourdissemens et un état analogue à celui de
» l'ivresse.

» J'observai une marche irrégulière, chance-
» lante, la face colorée, surtout aux pommettes,
» un balbutiement qui me fit croire au premier
» aspect que le malade était ivre. L'appétit était
» excellent, le pouls calme et la langue assez na-
» turelle. J'appliquai douze sangsues au col sur
» le trajet des jugulaires, et ensuite des vésica-
» toires à la nuque; je prescrivis un régime hu-
» mectant et des boissons adoucissantes. Quel-
» ques jours après j'administrai l'émétique, des
» purgatifs et des lavemens nitrés d'abord, puis
» anti-spasmodiques avec l'éther et l'assa-fétida,
» le tout sans aucun succès; la maladie restait
» toujours au même degré.

» Ennuyé de l'inutilité de ces petits moyens,
» je prescrivis au bout d'une quinzaine de jours
» deux énormes synapismes qui enveloppaient
» entièrement les jambes et les pieds. Dès le len-
» demain il y avait de l'amélioration : le bre-
» douillement avait diminué; je continuai l'u-

» sage de la limonade tartarisée, quelquefois
» stibiée, et celui des lavemens analogues, et
» le cinquantième jour, à compter de l'invasion,
» le malade sortit entièrement guéri.

» Je pourrais rapporter plus d'une vingtaine
» de guérisons d'affections cérébrales analogues
» à celle de Zemetrop, obtenues par de vastes
» synapismes enveloppant toute l'étendue des
» jambes. C'est surtout en Italie que ces cas se
» sont présentés; mais j'ose espérer qu'on voudra
» bien m'en croire sur parole. »

Je sais bien que dans ces cas il n'y a pas eu
d'inflammation cérébrale; mais peut-il y avoir
congestion sanguine annoncée depuis plusieurs
jours, sans une irritation dans le cerveau qui la
détermine, surtout chez un jeune homme de
22 *ans*, qui a le *teint coloré*, etc. C'est dans des
cas pareils, observés par M. Broussais, *en Italie*,
que des synapismes enveloppant les pieds et les
jambes ont parfaitement guéri.

Une autre considération vient à l'appui de
l'application des vésicatoires, dans les maladies
des enfans: c'est que dans le premier âge le sys-
tême nerveux paraît moins sensible que dans l'a-
dolescence. Tous les médecins ont dû remarquer
qu'en général, chez les enfans, la douleur pro-

duite par les vésicatoires est moins vive que dans un âge plus avancé. Peut-être les parties renfermées dans le crâne et leurs dépendances font-elles exception, et l'irritabilité est-elle loin d'y être moindre. A cet âge les sensations sont moins distinctes, il est vrai, mais c'est faute de discernement dans l'action de sentir ; l'éducation physique des sens donne ou perfectionne cette qualité, et l'irritabilité peut exister très-vive sans elle. Quant au lieu de l'application des vésicatoires, je préfère les jambes; ils y établissent un point d'attraction, vers lequel le sang se dirige. La secrétion active, persistante et peu douloureuse leur mérite, ce me semble, la préférence sur les synapismes, lesquels, s'ils produisent des cloches, impriment une douleur vive et durable ; s'ils n'en produisent point, leur action n'est pas assez permanente.

Je suis loin cependant de proscrire l'emploi des synapismes; j'y ai souvent recours après les vésicatoires, quand les symptômes l'exigent.

Quel est le moment d'appliquer les vésicatoires? Je sais qu'ici je vais heurter une opinion très-accréditée; ce moment, c'est le début de la maladie; après une évacuation sanguine suffisante, et même pendant que le sang coule encore. Ils ne

produisent leur effet que plusieurs heures après
leur application ; il faut, s'il m'est permis de m'exprimer ainsi, poursuivre l'ennemi affaibli. Ou les
vésicatoires ne sont pas nécessaires, ou ils le sont
alors. Si la saignée a la puissance d'éteindre l'inflammation, elle suffit : point de vésicatoires.
Sinon, et quand la tendance au retour persiste,
comme il arrive presque toujours, et comme il
doit surtout arriver pendant le travail de l'éruption des dents, pourquoi ne pas prévenir ce retour en maintenant une attraction contraire,
point douloureuse et toujours agissante ?

Les vésicatoires doivent être entretenus quelque temps encore après la disparition complète
des symptômes ; plus d'une fois j'ai été obligé
d'en appliquer de nouveaux, pour avoir supprimé
trop tôt les premiers.

J'ai développé mes vues sur l'emploi des vésicatoires et le lieu d'application des sangsues,
avant l'exposé des faits dont la conséquence est
de confirmer ces vues ; ils en sont, en quelque
sorte, la répétition pratique. De plus, ces deux
moyens ont cela de particulier, qu'étant employés
à propos, ils arrêtent le cours de la maladie, et
par-là ils sont, dans mon plan, séparés des autres
points du traitement, que, par cette raison, j'ai

placés après les observations que je rapporte, et avec lesquelles ils ont une liaison moins étroite. Cette séparation serait une bigarrure, sans les motifs qui l'autorisent et la rendent utile. De cette manière le lecteur n'est frappé que des idées auxquelles se rapportent les faits qui lui sont exposés.

Je divise ces faits en deux ordres. Les premiers tendent à démontrer les effets pernicieux de l'application de sangsues à la tête, dans les irritations de l'encéphale. Les seconds prouvent l'utilité qu'on retire des sangsues en les plaçant ailleurs, dans les mêmes affections.

L'utilité des vésicatoires ne demande pas de division.

Tous les détails qui, dans les symptômes ou dans le traitement, me paraîtront superflus, tous ceux qui ne tendront pas à mon but, quelqu'intéressans qu'ils puissent être d'ailleurs, je les passerai sous silence.

### Faits du premier ordre.

*Observation* 1^re. Madame G. ( quai de Conti, n° 11 ), âgée de quarante ans, d'un tempérament très-sanguin, éprouva, en 1816, un mal de gorge avec quelques atteintes de céphalalgie. Un cordon de sangsues fut placé derrière la tête, d'une oreille à l'autre ; pendant cette application la céphalalgie devint atroce, désespérante ; un grand désordre nerveux se joignit à ces douleurs, qui persistèrent pendant plusieurs jours. Le docteur Bourdier conseilla l'opium introduit dans les oreilles. Ce moyen produisit du calme ; mais les douleurs se renouvelèrent souvent.

*Observation* 2e. En mars 1817, madame Petit, rue Saint-Germain-l'Auxerrois, d'un tempérament très-sanguin, fut atteinte d'une angine pharyngée. Elle s'appliqua vingt sangsues au-devant du col ; quelques-unes s'attachèrent près des oreilles et à l'angle de la mâchoire. L'inflammation de la gorge diminua après cette saignée ; mais il survint une céphalalgie violente, qu'on ne dissipa que très-difficilement avec des pédiluves synapisés.

*Observation* 3e. A Ribecourt, département de l'Oise, un homme d'environ quarante ans, d'un tempérament sanguin, se plaignait de maux de tête, dans le courant de l'été de 1818. Vingt-quatre sangsues aux tempes développèrent une violente inflammation des membranes du cerveau ; douleurs plus aiguës, délire, accès de fureur. Cette *frénésie* résista pendant trois jours à tous les remèdes ; enfin M. Dussard, médecin du lieu, étant parvenu à faire prendre plusieurs grains d'opium en peu d'heures, les symptômes se calmèrent promptement, et le malade recouvra la santé.

M. Dussard, en me communiquant ce fait qui venait de se passer, pour ainsi dire, entre ses mains, déplorait le grand nombre d'enfans qu'il perdait dans des convulsions, malgré l'application des sangsues derrière les oreilles. Je ne connais pas, me dit-il, de remède contre ces désordres si souvent mortels. Je l'engageai à suivre une méthode différente; il y consentit, mais sans concevoir plus d'espérance. Quelques jours après une occasion se présenta.

*Observation* 4e. Un enfant de deux ans fut atteint de convulsions. M. Dussard le croyait perdu; des sangsues aux cuisses rétablirent promptement l'état normal.

*Observation* 5e. Un mois après, un autre enfant âgé de trois ans, d'une bonne constitution, éprouva aussi des convulsions. Une première application de sangsues aux cuisses ne fut suivie d'aucun changement remarquable; une seconde entraîna le mal.

Je vais au-devant de l'objection qui pourrait m'être faite, que si l'on avait répété les applications de sangsues aux oreilles, on aurait également réussi. M. Dussard les avait réitérées sans succès dans d'autres cas semblables; et il m'a souvent assuré depuis, que cette méthode d'apposer les sangsues ailleurs que près de la tête, lui avait valu un grand nombre de guérisons, même dans des inflammations de la gorge, et qu'il perdait infiniment moins de malades. Ce praticien exerce la médecine dans une grande étendue de pays.

— On m'excusera si je tais le nom du malade dans l'observation suivante; les raisons de ce silence sont faciles à pénétrer, et je ne doute pas qu'on ne les approuve. Le fait me paraît trop important pour que je l'omette.

*Observation* 6ᵉ. En 1818, un enfant de deux ans me présenta les symptômes d'une encéphalite; quatre sangsues que je fis mettre aux cuisses les calmèrent tous. Je voulais qu'on apposât de suite les vésicatoires; on s'y refusa. L'enfant parut guéri pendant deux jours. On me soutint que j'avais tiré du sang gratuitement; qu'un médecin l'avait ainsi prononcé. Le quatrième jour, vomissemens, somnolences, assoupissement profond, etc.; *quatre sangsues derrière les oreilles*. Les accidens s'accroissent; *mort* le dixième ou onzième jour.

Je ne puis donner d'autres détails, n'ayant pas suivi la maladie dans sa marche. Je pense que les vésicatoires, appliqués dans l'origine, auraient probablement contre-balancé la tendance au retour de la phlegmasie cérébrale.

*Observation* 7e. Dans le courant de 1814, chez madame Cogniard, rue de Bourbon-Villeneuve, nº 54, un enfant de 18 mois éprouva des *convulsions internes*. J'arrivai près du malade vers midi; le sang coulait derrière les oreilles depuis le matin neuf heures. Les sangsues avaient été posées dans cet endroit pour prévenir des convulsions, parce que ses frères en avaient été atteints, et que la veille cet enfant avait dormi les yeux à demi-ouverts. Au moment de l'application, il n'avait aucun symptôme de désordre; les convulsions se manifestèrent aussitôt que les sangsues commencèrent à mordre. Je proposai des frictions avec la main , des cataplasmes aux jambes, et une potion à prendre par cuillerée à café, dans laquelle il entrait trois onces d'eau commune, un grain de musc et dix gouttes de la liqueur minérale d'Hoffmann : les convulsions cédèrent à ces moyens.

*Observations* 8e, 9e *et* 10e. Dans trois cas semblables entr'eux, où la tête n'était nullement affectée, j'ai fait appliquer tout récemment des sangsues à l'entrée des narines. J'y ai été déterminé parce que les malades étaient sujets à des hémorragies nasales ; que ces hémorragies n'avaient point eu lieu comme à l'ordinaire, ce qui pouvait avoir causé les maladies, et parce qu'enfin les piqûres de la membrane muqueuse sont moins sensibles que celles de la peau.

Tous les trois éprouvèrent aussitôt de la céphalalgie et une pesanteur de tête qui dura fort longtemps, particulièrement chez un jeune homme pour lequel M. Marjolin fut appelé en consultation avec moi. Du reste ces hémorragies artificielles avaient considérablement soulagé les inflammations pour lesquelles je les avais provoquées.

Ce sont surtout ces cas et leurs analogues qui démontrent que la déplétion des capillaires des tégumens de la tête, opérée par les sangsues, n'est pas un avantage pour les organes contenus dans la cavité du crâne.

Je crois inutile de multiplier davantage les citations de faits semblables à ceux qui précèdent ; je vais maintenant rapporter quelques observations où les sangsues, appliquées loin de la tête, ont eu un résultat satisfaisant.

*Faits du deuxième ordre.*

*Observation* 11e. Au mois de septembre 1819, je fus appelé chez M. Caccia, rue Neuve-des-Petits-Champs ; j'y trouvai un jeune garçon de huit ans, plongé dans un coma profond qui durait depuis plusieurs heures. Les paupières entr'ouvertes laissaient apercevoir le blanc des yeux seulement ; les pupilles dilatées étaient immobiles ; le pouls ne donnait que quarante pulsations ; il y avait eu la veille des vomissemens suivis de stupeur, etc. J'ordonnai douze sangsues à l'épigastre. L'usage des sens, la sensibilité et le mouvement revinrent graduellement à mesure que le sang coula ; le pouls commença à se développer. La tête était douloureuse, le front brûlant ; point de douleurs à l'épigastre, rien qui annonçât une irritation intestinale.

Le docteur Gissot, qui avait été mandé en même temps que moi, arrivant alors, je lui fis part de mes idées, qu'il approuva, et nous convînmes ensemble du traitement ultérieur. Dans l'après-midi du même jour, les symptômes menaçant de se reproduire, on applique huit sangsues aux cuisses et des vésicatoires. Convalescence, du quatrième au cinquième jour.

N'est-il pas vraisemblable que l'inflammation avait produit une congestion sanguine ; de là cette prostration profonde et cette insensibilité de la pupille.

Les variétés dans le caractère de l'affection ne laissent pas moins subsister, au début, l'identité du traitement.

*Observation* 12ᵉ. Quelque temps après, madame Caccia se rappelant le fait précédent, dont elle avait été témoin, m'envoya chercher pendant la nuit, pour me rendre de suite à Mantes auprès d'un de ses enfans, qui y était gravement malade. A mon arrivée, je trouvai cet enfant, âgé d'environ deux ans, dans un état comateux entremêlé de convulsions, qui durait depuis trois jours ; les accès redoublaient vers midi. Au moment où je le vis, le pouls était très-variable et intermittent, l'enfant était agité par des convulsions auxquelles succéda bientôt un assoupissement profond, avec alternatives de froid et de chaud.

La maladie avait débuté par des vomissemens précédés de symptômes de catarrhe et d'une légère éruption cutanée ; elle avait été traitée par le quinquina ; sous cette influence les symptômes n'avaient pas empiré.

Je proposai des sangsues à l'épigastre, des vésicatoires aux jambes pendant l'écoulement du sang, et des boissons adoucissantes.

Le docteur Magne fut du même avis ; nous suivîmes ensemble ce traitement ; les symptômes disparurent graduellement. Guérison, du septième au huitième jour.

*Observation* 13e. En janvier 1820, je vis, rue du Port-Mahon, n° 7, un enfant de neuf mois qui était depuis trois jours languissant, assoupi ; il avait vomi plusieurs fois le jour et la veille. Je le trouvai dans un état comateux entremêlé de convulsions, avec des alternatives de froid et de chaud ; point d'urines depuis vingt-quatre heures. Deux sangsues à l'épigastre, deux petites mouches aux jambes, cataplasmes sur le ventre, lavement avec le lait, etc. Le sang coula depuis onze heures du soir jusqu'au lendemain neuf heures du matin : c'était trop ; l'enfant guérit ; mais il demeura long-temps pâle et affaibli.

*Observation* 14e. A la même époque, M. Saint-Cyr, rue de Montholon, me fit demander au milieu de la nuit pour voir un enfant âgé de trente mois. Après quelques jours de langueur et de morosité, il avait éprouvé du dégoût pour les alimens, et puis des vomissemens. Quand je le vis, il était tourmenté par des convulsions accompagnées de grincemens de dents; la face très-colorée, pouls précipité, pupille contractée, grande sensibilité à l'impression de la lumière; rien de remarquable du côté des voies gastriques. Il pâlit plusieurs fois, jeta quelques cris, et passa d'une exaltation désordonnée à un assoupissement profond.

Je fis de suite appliquer des sangsues à l'épigastre, non pas à cause de l'estomac, mais pour les éloigner des extrémités des nerfs de la base du crâne, sans trop les éloigner de la tête; des vésicatoires aux jambes furent mis en même temps. Les symptômes diminuèrent bientôt d'intensité et de fréquence; le rétablissement fut prompt.

Cet enfant, d'un tempérament lymphatique, a éprouvé deux fois, depuis cette maladie, une *entero-colite* violente et de longue durée, sans la moindre réaction sur le cerveau.

*Observation* 15e. Dans le courant de mai 1821, le fils de M. Claudien, rue du Helder, n° 3, tomba malade; cet enfant, âgé de deux ans, offrit, au début, les mêmes phénomènes que l'observation précédente. A mon arrivée je le trouvai profondément assoupi, la face et le col tuméfiés, le front brûlant; mouvemens convulsifs des paupières et des lèvres; le pouls avait pour caractère soutenu d'être extrêmement lent. Tout à coup le visage devint d'une paleur cadavéreuse; la pupille dilatée restait immobile : ces signes semblaient appartenir à une période plus avancée, mais je me suis expliqué plus haut sur ces apparences. Sangsues à l'épigastre; vésicatoire aux jambes, en même temps; frictions avec la main; acétate de potasse dans la boisson. Le lendemain, amélioration sensible; urines, évacuation alvine. Deux sangsues aux cuisses; synapismes aux pieds, la tête paraissant vouloir s'embarrasser de nouveau. Guérison complete au bout de quelques jours.

*Observation* 16e. M. Blondeau, hôtel de Londres, rue du Mont-Thabor, me fit mander le 17 juin 1821, pour son fils, alors âgé de huit ans. Depuis quelques jours cet enfant offrait un mélange d'impatience et d'abattement. Un léger désordre dans les facultés intellectuelles s'était même déjà manifesté. Fièvre ardente, pouls dur, fréquent, intermittent, soubresauts des tendons, yeux brillans, face ordinairement colorée, avec de courts intervalles de paleur. J'ordonnai dix sangsues sur l'abdomen; nouvelle application de sangsues le surlendemain; les symptômes cérébraux étaient diminués, presqu'effacés; des exacerbations qui avaient lieu chaque jour vers deux heures, furent changées en véritables accès de fièvre intermittente, auxquels j'opposai le quinquina uni à l'opium. La guérison ne se fit pas attendre.

Ce cas n'est pas ordinaire; celui qui suit l'est encore moins, et c'est pour cette raison que je le rapporte.

*Observation* 17ᵉ. Vers le même temps, mademoiselle de B., rue des Petits-Champs, âgée de vingt-deux ans environ, après des vomissemens répétés, tomba dans le délire; ses mouvemens étaient convulsifs, etc., etc. Aucune cause particulière ne pouvait aider à expliquer ce brusque désordre. A la seconde application de sangsues, tandis que le sang coulait encore, je fis mettre deux vésicatoires aux jambes. Les symptômes se dissipèrent dans la journée. On aurait pu croire, comme dans la sixième Observation, que cette médication n'avait pas été motivée, puisque la maladie s'était terminée aussi facilement; mais un air particulier de la physionomie et des yeux, de légères contractions dans les muscles, m'en firent juger autrement. Effectivement le lendemain, à la même heure que la veille, retour de la fièvre avec embarras de la tête ; le surlendemain même retour, qui eut lieu plusieurs jours de suite en diminuant graduellement.

*Observation* 18e. Au mois de juin 1822, M. Boivin, rue d'Artois, me fit appeler pour donner des soins à un enfant d'un an, qui toussait depuis plusieurs jours; il était alternativement morose et assoupi; son frère était mort à la suite d'une inflammation du cerveau. Je trouvai cet enfant dans un coma profond, avec mouvemens convulsifs des paupières et des lèvres; les yeux étaient entr'ouverts; il avait vomi la veille et le jour où je le vis. Sangsues à l'épigastre, cataplasme sur l'abdomen et aux pieds, vésicatoires aux jambes, lavemens avec le lait, etc. Prompte diminution des symptômes; enfin guérison.

*Observation* 19e. Vers la fin de janvier 1823, le fils de M. de Launay, rue Joubert, âgé d'environ quatre ans, doué d'une intelligence extraordinaire, le crâne très-volumineux, cheveux blonds, tempérament sanguin, ayant déjà montré plusieurs fois des signes d'une irritation encéphalique, s'assoupit à la suite d'une promenade en voiture, pendant laquelle il avait eu des vomissemens; il en éprouvait encore. Depuis quinze jours, son sommeil se prolongeait plus qu'à l'ordinaire, et il avait des alternatives d'une grande excitation et d'un abattement marqué. J'étais présent quand il rentra ; la face devint convulsive ; paupières entr'ouvertes, yeux tournés en haut, absence de toute sensibilité ; le pouls offrait cinquante pulsations par minute. Sangsues à l'épigastre pendant la nuit; aucun sentiment des piqûres ; le lendemain matin, toujours assoupissement profond, l'œil gauche très-ouvert, l'autre fermé, pupilles dilatées ; pouls, quarante-cinq pulsations. Sangsues aux cuisses, vésicatoires aux jambes avec la pommade de Goudret. Pendant leur action qui est vive et prompte, le sentiment, la connaissance, le mouvement volontaire renaissent dans un faible degré; mais bientôt, retour de l'assoupissement. J'annonçai à M. Delaunay le danger où se trouvait son fils, il n'y eut cependant point de consultation. Des frictions ammoniacales trés-fortes, sur les extrémités inférieures, parviennent à diminuer les symptômes cérébraux. Le mieux se soutenant, j'espérai que l'action persistante des vésicatoires finirait par triompher de la maladie. Le troisième jour, au matin, nouvel assoupissement mais bien moins profond, mouvemens convulsifs des lèvres et des yeux ; quatre sangsues autour des malléoles, rubéfians sur les extrémités inférieures; mieux très-prononcé; les

symptômes se réduisent à de faibles nuances.
Rien n'annonçant une irritation gastro-intestinale, j'administre de légères doses de calomel;
la santé se rétablit en peu de temps.

Cet enfant qui, au moment où j'écris, atteint
sa septième année, est tourmenté par l'éruption
de plusieurs dents. Cette époque m'avait toujours paru à craindre à cause de sa conformation.
Il fut pris récemment d'une toux sans enchifre-
nement, accompagnée d'un mouvement fébrile,
et de langueur par intervalles; j'attribuai à la
dentition ces symptômes qui se prolongèrent
avec des variations peu importantes, si ce n'est
la transition fréquente d'une coloration assez
vive de la peau, à une pâleur aussi très-prononcé-
cée. J'observai cet état en ne prescrivant qu'un
régime et quelques antiphlogistiques. Au bout
de quinze jours, la toux diminue subitement,
l'irritation se déplace, la tête s'entreprend; et,
quoique pendant la nuit qui venait de s'écouler,
le sommeil n'eût pas été interrompu, la langueur
et le malaise des jours précédens se changent en
assoupissement opiniâtre; les yeux sont très-
sensibles à la lumière; le pouls fort et dur;
tantôt soixante, tantôt cent-trente pulsations.
Six sangsues sur l'abdomen; écoulement de sang

très-abondant pendant six heures, après lesquelles le pouls, toujours inégal, approchait davantage de l'accélération; il variait de quatre-vingts à cent-quarante; un cataplasme sur le ventre détermine une transpiration générale; le lendemain matin, huit heures, le pouls plus dur, moins fréquent; quatre-vingt-dix pulsations. Une heure après, soixante seulement; les yeux annoncent une tendance à l'assoupissement; quatre sangsues aux cuisses; le sang ruisselle encore en abondance pendant cinq à six heures. A quatre heures du soir, pouls moins dur; cent-dix pulsations; les inégalités disparaissent; vésicatoire au bras pour détourner ou partager le siége de l'irritation. Le mouvement fébrile subsiste encore le cinquième jour, mais très-faiblement. Je me borne à faire observer un régime sévère qui suffira pour ramener l'état normal.

*Observation* 20e. Au mois de janvier 1824, le fils de M. Foix, rue de l'Arbre-Sec, n° 54, fut atteint d'une affection cérébrale. Cet enfant, alors agé de sept ans, a une tête très-volumineuse ; je l'avais traité d'une semblable maladie cinq années auparavant. Il était plongé depuis la veille dans un coma très-profond auquel succédèrent des mouvemens convulsifs et le délire. Les jours précédens il avait éprouvé des vomissemens. Je fis mettre de suite des sangsues à l'épigastre. Ma santé ne me permettant pas de suivre le traitement, ce fut le Docteur Frappaz qui s'en chargea; il fit apposer des vésicatoires dans la soirée. Comme les symptômes cérébraux reparaissaient, quoiqu'à un degré moindre, il eut recours aux synapismes. Les boissons furent adoucissantes et acidulées; enfin, à force de soins, et par ces à - propos de traitement souvent si décisifs, M. Frappaz parvint à faire tomber graduellement les symptômes d'une maladie d'autant plus dangereuse, que le sujet y était plus disposé par sa conformation; que dans la même famille, deux autres enfans avaient été atteints de la même maladie, et qu'un d'eux y avait succombé. J'ai traité l'autre il y a huit ans; je n'ai pas rapporté cette observation parce que les sangsues n'ont pas été employées, aussi la maladie dura-t-elle plus long-temps (1).

---

(1) Ces deux dernières observations prouvent combien les crânes d'un grand volume doivent faire craindre des inflammations encéphaliques pendant la dentition de sept ans, dans des enfans qui en ont déjà été affectés. Quelle puissante raison de ne pas attendre alors le dernier déve-

*Observation* 21e. J'allais donner ce Mémoire à l'impression, lorsque je fus appelé chez M. Delacombe, rue de la Magdelaine. Un enfant de vingt-un mois, cheveux blonds, tête immense, était enrhumé depuis quatre jours ; il toussait beaucoup, les yeux étaient larmoyans et très-sensibles à l'impression de la lumière ; morosité, léger assoupissement. Parmi ces symptômes qui pouvaient être le début d'une rougeole, je remarquai du côté du cerveau quelques signes qui m'inquiétèrent. A ma visite du soir, un peu

----

loppement des symptômes ? Si, pour l'enfant de M. Foix, on avait usé des mêmes précautions que pour celui de M. de Launay, on eût prévenu une maladie extrêmement grave et dont l'heureuse issue n'a pas toujours été certaine. Cependant, que le rôle de médecin est pénible dans de semblables occasions ! Son expérience l'instruit de ce qui ne paraît pas aux yeux du monde ; sa conscience lui parle ; il doit agir et combattre le mal qu'il connaît et dont il voit les suites. Si son traitement les prévient ; il semble l'avoir fait sans sujet. On en a vu un exemple dans la 6e Observation. J'avais été fortement blâmé, jusqu'à ce que le traitement suspendu, laissant renaître l'inflammation, eût prouvé douloureusement que ce n'était pas mes soins qui avaient été précipités, mais bien la réprobation qu'ils avaient rencontrée.

Arrive-t-il au contraire que la maladie éclate, sans s'être

plus d'assoupissement que le matin, mais rien de bien décisif; le lendemain matin, plus d'in certitude, l'enfant avait été assoupi toute la nuit et n'avait point uriné, quoiqu'il eût beaucoup bu la veille; les joues et le col étaient injectés et paraissaient considérablement augmentés de volume; assoupissement profond; par instant des cris de souffrance que confirmait l'expression simultanée du visage; les mains qu'il portait, en même temps, à la tête indiquaient le lieu de la douleur. Pendant l'assoupissement les yeux et la bouche offraient un jeu convulsif sourd mais

---

annoncée par des signes qui l'indiquent suffisamment? Le médecin est également blâmé : S'il avait pris la maladie à tems, il l'aurait prévenue, disent ceux mêmes qui n'eussent pas manqué de censurer encore si le médecin, averti par des symptômes précurseurs, eût arrêté le désordre dans sa naissance. Ces *décideurs* universels sont partout bien incommodes, leur imposante suffisance ne mériterait que du dédain ailleurs que dans des occasions aussi graves. Je les ai vu triompher de ce qu'ils avaient changé le régime des malades sans inconvénient; mais ces connaisseurs devraient bien savoir que les médecins ne proscrivent pas seulement ce qui doit être infailliblement pernicieux; l'art ne prétend pas posséder des connaissances aussi exactes; il est plus modeste; et, par prudence plus que par certitude, il étend l'exclusion à tout ce qui est dangereux.

suivi ; alternatives de chaud et de froid, face tantôt colorée, tantôt d'une paleur cadavéreuse. Deux sangsues à l'épigastre ; point d'amélioration. A une heure, une sangsue au même endroit, deux aux cuisses, et presqu'aussitôt vésicatoires aux jambes. Je demandai une consultation qui fut différée, dans la crainte de trop alarmer Madame Delacombe qui était sur le point d'accoucher. Mêmes symptômes pendant la nuit, surtout assoupissement comateux ; vers quatre heures du matin, légère agitation et faible réveil, produits sans doute par l'action des vésicatoires appliqués dans la soirée ; bientôt, retour de l'assoupissement, mais moins profond.

M. Guersent, malade, ne pouvant venir en consultation, je lui rendis compte chez lui de l'état de cet enfant ; il approuva mon dessein d'administrer le calomel. A mon retour je trouvai un peu de mieux, et une autre consultation n'eut pas lieu. Les urines avaient reparu, probablement excitées par l'acétate de potasse joint aux boissons ; dès ce moment, l'enfant qui, jusque-là n'avait pu presque rien avaler, but davantage. Les urines coulèrent facilement, la tête et le col revinrent à leur état naturel, etc. M. Boileau, chirurgien-major dans l'artillerie de la garde royale, arriva le soir même de Vincennes, pour voir cet enfant et partagea, au rapport de M. Delacombe, mon avis de donner le calomel à la dose d'un demi-grain incorporé dans du miel. Evacuation liquide pendant la nuit, répétée le jour suivant. Je m'en tins à cette seule prise de calomel; la tête se dégagea entièrement; guérison complète au bout de quelques jours.

---

J'aurais pu rapporter un plus grand nombre d'observations, mais c'eût été alonger inutilement ce Mémoire, puisque toutes offrent, à peu de chose près, les mêmes details. A plus forte raison n'ai-je pas parlé des inflammations encéphaliques que je crois avoir prévenues. — Vous ne pouvez avoir de certitude à cet égard, m'objectera-t-on. Cela est vrai, rigoureusement parlant: je ne veux pas soutenir que, chaque fois, la maladie eût infailliblement éclaté, si j'eusse abandonné à son cours le dérangement de santé qui m'a paru en être le prélude; mais je sais que presque toutes les affections confirmées et indubitables de ce genre, ont eu un prélude semblable, et que l'ensemble des signes offre toujours un aspect particulier que l'habitude de voir rend reconnaissable. L'Observation 22e, qu'on va lire, présente un exemple ou le désordre secret qui a précédé la maladie n'était que trop décisif, puisque l'enfant a succombé. Il m'est arrivé plusieurs fois de reconnaître de loin le développement de cette terrible maladie qu'on n'a pas arrêtée dans ses premiers degrés, et que la mort a terminée. C'est ce qu'on voit dans la 6e Observation que j'ai rapportée, où l'inflammation ne s'était encore annoncée que par un prélude, et où j'encourus un blâme si mal fondé. Il n'y a pas un an qu'il m'arriva d'entrevoir, plus d'un mois à l'avance, les menaces d'une encéphalite qui est devenue mortelle. Je pourrais multiplier de pareilles citations, mais elles sembleraient plus se rapporter à moi qu'au sujet que je traite. Qu'on veuille bien, cependant, faire attention que j'aurais avancé sans fondement que ces maladies peuvent être prévenues, si je n'établissais en même temps qu'on peut les prévoir; ce qui m'a naturellement conduit aux citations de cas qui ont été prévus.

Parmi les affections cérébrales que j'ai eu à traiter, je n'ai perdu que deux enfans, qui seront le sujet des deux Observations suivantes. Je ne dois pas compter un troisième, âgé d'environ un an, qui, après seize jours de maladie, et étant en pleine convalescence, fut étouffé par sa garde;

cette malheureuse femme, trouvant le régime que j'avais prescrit beaucoup trop sévère, le coucha sur le dos et lui entonna une assiettée de bouillie; il mourut dans la journée.

Il était sans doute entré de la bouillie dans le larynx, car la face était injectée, la respiration suspirieuse et ralentie.

*Observation* 22ᵉ. Le premier malade que j'ai eu à regretter est un enfant chez M. Trudon, rue de l'Arbre-Sec. Il n'était encore que morose et légèrement assoupi, lorsque je lui fis appliquer des sangsues et des vésicatoires; après la seconde émission sanguine aux cuisses, il parut entièrement rétabli; mais les symptômes cérébraux, qui n'avaient été que très-légers, éclatèrent tout à coup avec violence, et l'enfant succomba. Agé de quatorze mois, il était sous l'influence pernicieuse de l'éruption d'un plus grand nombre de dents qu'il n'en sort ordinairement à la fois. Je ne crois pas qu'il fût au pouvoir de la médecine de le sauver. M. Jadelot a reconnu comme moi le danger de cette fâcheuse coïncidence de l'éruption d'un grand nombre de dents, avec une affection de l'encéphale. Je sais qu'un autre enfant né depuis, dans cette famille, a péri de même; les talens et l'expérience n'ont point manqué dans les soins qui lui ont été prodigués.

*Observation* 23e. Le second enfant que j'ai perdu est celui de M. d'Espagnac. Un autre médecin a suivi ce traitement avec moi, et certes nous n'y épargnâmes ni nos soins, ni nos veilles.

La maladie débuta par une toux croupale. Le frère aîné de cet enfant avait succombé deux ans auparavant à la même affection, malgré les secours des praticiens les plus renommés de la capitale.

Les familles qui ont essuyé de pareils malheurs, devraient, plus que d'autres, faire usage des moyens prophylactiques que je propose plus loin pour les affections cérébrales.

———

Il me reste maintenant à parler de quelques points du traitement, que je regarde comme accessoires et moins importans que ceux dont j'ai fait mention dans le commencement de ce Mémoire. Tous les moyens ont leur degré d'utilité lorsqu'ils sont employés à propos ; mais je place en première ligne l'usage des sangsues et des vésicatoires, appliqués dès le début. On a vu, par les observations précitées, que ces moyens m'ont presque constamment réussi.

Je vais parler de quelques autres remèdes sur lesquels mon expérience, soit directe, soit par analogie, m'a fait naître des considérations que je crois utile de publier. Je commence par le calomel.

## *Calomel.*

Ne faut il jamais employer ce remède ? Je ne doute point qu'il ne puisse être nuisible ; mais je pense qu'il est quelquefois très-utile. Je l'ai vu arracher un enfant de la tombe ; je m'en suis servi moi-même avec succès, et certes, ni la prévention en sa faveur, ni le défaut d'attention n'ont pu m'aveugler, car personne n'en a plus que moi redouté l'usage dans les maladies dont il s'agit. J'entends assurer quelquefois que les bons effets du calomel ne sont pas possibles ; hélas ! nous sommes bien éloignés de savoir tout ce qui est possible, parmi les jeux de la nature qui intéressent notre santé.

Les évacuations alvines qu'il détermine, et l'excitation qu'il produit sur le tube intestinal peuvent être très-favorables ; il irrite, il est vrai, mais toute irritation intestinale ne réagit pas sur le cerveau pour l'irriter. M. Broussais, dans la troisième édition des Phlegmasies, rapporte deux

observations d'encéphalites chroniques, où l'u-
sage de l'eau de Vanswieten, à dose modérée, a
produit de bons effets. Je crois que d'abord il a
dû s'en étonner, mais ce sont des faits, et si les
faits ne conduisent pas toujours à la connaissance des jeux secrets de la nature, c'est que
notre vue est trop courte ; ils n'en sont pas moins
le seul flambeau qui nous éclaire. Hors de cette
sphère on marche dans les ténèbres, on erre
partout au milieu des illusions, et, en médecine,
parmi les dangers.

Je dois à la vérité de témoigner que j'ai vu,
contre mon attente le calomel exciter des douleurs intestinales accompagnées d'agitations très-
vives, et produire cependant une amélioration
soutenue dans les symptômes cérébraux, dès
que les évacuations avaient commencé leurs
cours. C'est la force de la vérité seule qui m'im-
pose cet aveu ; mes amis savent combien autre-
fois mes idées étaient contraires à cette croyance ;
mais il faut bien voir enfin ce qui est, et ne
faut-il pas aussi en convenir?

Le calomel ne peut-il pas encore agir favora-
blement lorsque le tube intestinal, même irrité,
contient des vers qui, peut-être, entretiennent
cette irritation, comme cela arrive si souvent

dans les convulsions des enfans. Il est sans doute téméraire de l'employer dans cette seule hypothèse, mais il l'est encore plus de nier tout net que, dans ce cas, ses bons effets soient possibles.

## Glace.

Je sais que la glace est employée par les praticiens les plus respectables, et je ne doute pas qu'ils n'en aient tiré des avantages dans certains cas, dont il serait important de distinguer la nuance; elle doit souvent tenir à la période de la maladie. Je me suis toujours défié de ce moyen, et je ne crois pas ses succès nombreux, si j'en juge par les effets que j'ai très-attentivement observés. Quand la guérison a suivi son emploi, il se peut encore qu'elle ait d'autres causes. Plusieurs observations que j'ai lues, où le succès est attribué à ce moyen, ne me paraissent pas décisives. Quant à la raison physiologique, que l'afflux du sang est repoussé par cette puissance, tandis qu'il est dirigé vers les capillaires de la peau, tenue dans un bain chaud, etc., etc., je remarquerai que l'effet du bain chaud est assez ordinairement d'accumuler le sang dans la tête; que s'il l'appelle aussi dans les capillaires de la peau, c'est seulement pendant que le malade y séjourne, à moins que la chaleur n'ait été très-élevée ; dans ce cas la congestion est encore bien plus à craindre. En ne comptant pour rien la sensation douloureuse de la glace, ce qui pourtant est beaucoup, son action vitale, d'après une loi incontestable, est suivie d'une réaction sur le lieu où elle s'est exercée, et alors l'afflux du sang, auparavant comprimé, prend plus d'essor.

N'a-t-on pas aussi à craindre l'effet que produit sur toute l'étendue de la peau, la glace qui agit directement sur une de ses parties ? Il n'est pas inutile de rappeler ici combien l'impression du froid, sur la tête, augmente souvent les céphalalgies. L'expérience, me dira-t-on, répond à ces objections. Où donc est-elle cette expérience, bien nette, bien décisive ? Je répète que si la maladie a cédé pendant l'action de la glace, cette action n'a pas été seule ; la guérison peut venir d'ailleurs, et même malgré la glace. C'est ce que je crois avoir observé dans un cas où tous ces symptômes avaient le caractère de la faiblesse ; la glace fut employée en même tems que le quinquina et l'éther. En épiant de près les effets de ces moyens, on reconnaissait que l'éther et le quinquina réparaient à mesure, et avec avantage, l'empirement que la glace avait causé.

Si je ne pense pas que la glace soit généralement favorable dans les inflammations cérébrales, je ne prétends pas non plus qu'il faille couvrir la tête de cataplasmes; cependant, si quelque jour ce moyen est reconnu utile je n'en serai pas étonné. Dans trois cas différens, j'ai été témoin qu'une coiffe de flanelle, recouverte de taffetas ciré, a produit de bons effets, tandis que les jambes étaient irritées par des vésicatoires. L'extrémité des nerfs baignée dans cette espèce de fomentation peut bien produire du relâchement dans l'inflammation intérieure; peut-être aussi le cuir chevelu, ainsi fomenté, agit-il sympathiquement sur les membranes placées au-dessous; mais s'il est vrai que ces fomentations n'ont pas été nuisibles, ne doit-on pas penser que la glace l'eût été beaucoup?

Si j'avais recours à l'application de la glace, ce serait dans le cas d'une grande exaltation des symptômes; alors je crois, en effet, qu'elle peut être utile. Je l'accompagnerais, le plus que je pourrais, d'une ou de plusieurs sangsues à chaque malléole, et je laisserais couler le sang pendant et même après l'action coercitive qu'exerce le froid contre l'afflux du sang vers la tête.

## *Cataplasmes et Frictions.*

Couvrir le ventre de cataplasmes, quand il est dur ou sensible, en envelopper les pieds jusqu'à mi-jambes, et même jusqu'aux genoux, m'a toujours paru un excellent moyen ; ils détendent la peau et favorisent prodigieusement la transpiration. Je crois avoir retiré de grands avantages des frictions longtemps continuées, faites avec la main, quelquefois animées d'huile ammoniacale ; j'ai trouvé ce moyen très-puissant dans les cas, surtout, où la muqueuse intestinale est irritée. J'en ai trois exemples bien remarquables ; je citerai le plus saillant.

Il y a sept ans environ que l'enfant de M. de Cardon, alors âgé de onze mois, était dans un état de faiblesse extrême et prêt à succomber, selon moi, par l'effet d'une irritation intestinale, selon d'autres par la présence des vers. Un peu de sirop de mousse de Corse fut essayé ; ce n'était pas mon avis ; accroissement de faiblesse et de morosité, accélération du pouls. J'employai en frictions un liniment volatil actif ; la peau inerte et sèche se ranima, il s'y montra quelques taches rosées ; les symptômes disparurent graduellement sous cette influence aidée d'un régime fort

4

doux. Je crois que si l'on eût tiré du sang à cet enfant il aurait succombé. J'ai obtenu tout récemment un succès semblable.

Qu'il me soit permis de dire ici deux mots hors de mon sujet, sur ces soustractions de sang. Je crains bien qu'on n'en soit pas assez avare dans certains cas ; en voici un qui, plus encore que ceux que je viens de citer, avertit d'être circonspect. Je vis dernièrement un ecclésiastique âgé, traité par un médecin qui connaît bien tout le prix des émissions sanguines. Considérant l'âge de son malade et voyant la langue se sécher et noircir au centre, malgré les anti-phlogistiques, il administra le quinquina ; la langue se nétoya, devint humide, et la santé se rétablit. Peut-être publiera-t-il cette observation, curieuse aujourd'hui, avec d'autres analogues.

Il n'en est pas moins vrai que presque toujours ces signes indiquent une irritation de la muqueuse gastro-intestinale, et qu'alors les anti-phlogistiques seuls doivent être mis en usage. Que d'énigmes à pénétrer dont il faut sans cesse chercher le mot.

### Boissons.

Elles doivent être adoucissantes, mais cela ne suffit pas toujours. Quand les urines ne coulent point, à moins d'irritation bien prononcée de la muqueuse intestinale, j'y mêle une légère proportion d'acétate de potasse, ayant reconnu que de tous les diurétiques c'est le plus efficace dans ces maladies. Je n'hésite pas à l'employer, quand même il existerait une légère irritation des intestins. J'ai toujours vu son usage suivi de l'écoulement des urines, et dès-lors le volume du col et de la face diminuer.

### Lavemens.

Je crois avoir reconnu que les lavemens adoucissans et rafraichissans sont les seuls généralement convenables ; j'ai vu cependant y mêler une forte proportion d'éther et tirer par ce moyen un enfant d'un assoupissement profond, au cinquième jour de la maladie. La *crise* se fit, les symptômes commencèrent dès ce moment à s'amender, et l'enfant guérit.

C'est un fait, je le consigne comme tel ; il aidera peut-être un jour à faire découvrir quelque distinction utile.

### Opium.

On a vu plus haut deux faits assez bien caractérisés, où l'opium a appaisé les symptômes.

Serait-il vrai qu'il pourrait être quelquefois efficace dans des désordres qui offrent tous les caractères d'une encéphalite plus ou moins aiguë? Appaiserait-il l'excitation propre de la substance cérébrale et nerveuse, qui étant quelquefois première, devient le mobile déterminant d'une inflammation consécutive? Voilà un premier pas que je fais dans un dédale; je m'arrête pour ne pas m'égarer; mais je dis ici comme pour l'éther: consignons les faits de bonne foi, quelqu'opposition qu'ils offrent avec l'observation la plus générale; bannissons les assertions exclusives ; ne nous fions pas toujours aux règles qui nous semblent les plus certaines. Quelqu'improbable que paraisse un fait, s'il est bien observé et sans prévention, il en faut tenir registre ; il n'est quelquefois improbable qu'à l'égard d'une manière de voir qui, même fondée sur de nombreuses vérités, est devenue une prévention, parce que l'impuissance de l'esprit humain et le défaut de lumières n'ont pas permis de lui assigner de justes limites. Tous les faits semblables sont nécessairement classés ensemble; mais tant de phénomènes, tant de conditions physiques se ressemblent et sont rangés sous les mêmes chefs, qui mieux connus, qui vus loin derrière leurs apparences, dans leurs premiers ressorts, se montreraient bien différens à des yeux qui sauraient les y apercevoir! Si je ne me suis pas étendu en de longues explications, ce n'est pas que nous manquions de théories qui puissent y fournir et dans lesquelles il se trouve des pierres d'attente qui serviront quelque jour à un édifice solide. S'il arrivait que cela ne fût pas, les hommes doivent, en cette matière, être accoutumés à ne s'étonner de rien.

Je passe à une question importante. Peut-on prévenir la naissance des inflammations cérébrales? Je pense qu'on le peut souvent, comme je ne doute pas qu'il n'arrive fréquemment de nos jours qu'on les arrête dès leur début. Cet avantage est la suite des découvertes récentes sur la nature de ces maladies.

Pour prévenir le développement des inflammations cérébrales, je crois qu'il sera toujours utile, quand un enfant est fortement constitué, qu'il a un crâne très-développé, et même sans ces circonstances, de lui appliquer une ou plusieurs sangsues si l'on remarque une exaltation vitale ou de l'accablement avec irritation, pendant le travail de la dentition. J'oserais même proposer, et je l'ai pratiqué avec avantage, quand un

enfant est fort, dans une famille ou d'autres enfans ont succombé à des inflammations cérébrales, de ne pas attendre les circonstances dont
je parle pour lui faire quelques applications de
sangsues faibles, il est vrai, mais plusieurs fois
répétées dans le premier âge. C'est un conseil sur
lequel l'expérience des faits me donne le droit
d'insister. Saurait-on d'ailleurs prendre trop de
précautions contre une maladie qui, parvenue
à toute son énergie, est si souvent au-dessus des
ressources de l'art ?

----

Je proteste ici qu'il n'est pas un seul mot dans
cet écrit dont personne doive s'offenser. Je
n'ai songé au contraire qu'à éviter tout ce qui
aurait pu offrir l'apparence de quelque attaque
personnelle ; nul ne desire plus que moi de voir
bannir toute personnalité des écrits qui traitent
de la médecine, où elles sont plus pernicieuses
que partout ailleurs. Un esprit offensé combat
les opinions de son ennemi avec des armes
quelquefois fortement trempées ; si ces opinions
sont bonnes, elles deviennent plus douteuses et
l'art perd de ses chances de progrès, ou du
moins, l'application de l'art en profite plus tar-
divement. Il est des hommes qui, faibles,

exaltés, et par conséquent facilement prévenus, ne verront plus, de leur vie, de la même manière qu'un adversaire qui les aura blessés ou qu'ils auront blessé eux-mêmes. Les hommes appliqués à la méditation, dira-t-on, ont fortifié leur esprit et n'ont point de ces faiblesses. Voilà encore une théorie que l'expérience dément. Ces pauvres théories ont de fâcheuses destinées, les heureuses ne fourmillent point.

Je ne puis, en terminant ce Mémoire, me refuser au désir de témoigner ma reconnaissance au professeur Pinel qui, depuis longues années, m'honore de son amitié et de ses conseils. Il a bien voulu me guider dans l'observation médicale, et je lui suis redevable du succès dans plus d'un traitement difficile. Ce sont des obligations personnelles que je partage avec quelques médecins qui comme moi ont le bonheur de le connaître familièrement, car je ne parle pas ici de ce que lui doit la science. Personne n'ignore que c'est lui qui a imprimé une direction nouvelle aux études. Il a ouvert la carrière, il y a fait le premier pas. Quoi de plus vrai, de plus neuf, de plus fécond que ses considérations sur les tissus, et ses vues générales sur les phlegmasies! Si de nouvelles lumières frappent davantage aujourd'hui, en portant son attention au de-là, on en voit la source et les premiers rayons dans la pensée de M. Pinel. Lorsqu'une fois un genre d'étude a reçu sa véritable direction et qu'une première vérité a indiqué où l'observateur trouvera les autres, conduit par ce guide, il ne se perd plus dans le vague; ses regards rencontrent des verités nouvelles, enchaînées à celle déjà découverte, et les progrès de la science sont sûrs et rapides. Tous ceux qui ont contribué à ces progrès ont sans doute des titres à notre reconnaissance; mais c'est surtout le génie qui a porté le premier regard et le plus pénétrant, qui a aussi le premier droit à notre hommage; et avec quel plaisir ne le rend-on pas cet hommage, quand celui qui se l'attire commande le respect par ses grands services, sa tendre humanité et l'élévation de son caractère.

FIN.